DISTRIBUTION GÉOGRAPHIQUE

DES

GRANDES ÉPIDÉMIES PESTILENTIELLES

LEURS DANGERS ACTUELS

MOYENS DE S'EN GARANTIR

CONFÉRENCE

FAITE A LA

SOCIÉTÉ DE GÉOGRAPHIE COMMERCIALE DE NANTES

LE 28 JANVIER 1883

PAR LE DOCTEUR H. BOURRU

Professeur d'hygiène à l'Ecole de Médecine navale de Rochefort, Secrétaire général de la Société de Géographie de Rochefort, Membre de la Société de Médecine publique, Correspondant des Sociétés de Géographie commerciale de Paris et de Nantes.

NANTES.

Mme Vve CAMILLE MELLINET, IMPRIMEUR,

Place du Pilori, 5.

L. MELLINET ET Cie, Succrs.

1883

DISTRIBUTION GÉOGRAPHIQUE

DES

GRANDES ÉPIDÉMIES PESTILENTIELLES

LEURS DANGERS ACTUELS

MOYENS DE S'EN GARANTIR

CONFÉRENCE

FAITE A LA

SOCIÉTÉ DE GÉOGRAPHIE COMMERCIALE DE NANTES

LE 28 JANVIER 1883

PAR LE DOCTEUR H. BOURRU

Professeur d'hygiène à l'Ecole de Médecine navale de Rochefort, Secrétaire général de la Société de Géographie de Rochefort, Membre de la Société de Médecine publique, Correspondant des Sociétés de Géographie commerciale de Paris et de Nantes.

NANTES,

Mme Vve CAMILLE MELLINET, IMPRIMEUR,

Place du Pilori, 5.

L. MELLINET ET Cie, Succrs.

1883

AVANT-PROPOS.

La question que je traite ici est toute d'actualité, en raison des derniers événements épidémiques de la *Fièvre jaune.* Les hygiénistes d'Europe et d'Amérique s'en sont soigneusement occupés au Congrès international d'hygiène tenu à Genève en 1882. Le premier volume des actes de ce Congrès vient de paraître et me permet de constater avec une vive satisfaction que mes opinions émises ici et dans une note présentée au Congrès sont exactement celles de M. le Dr Formento (de la Nouvelle-Orléans), de M. le professeur Layet (de Bordeaux), M. le professeur Da Silva Amado (de Lisbonne), M. le Dr Cabello (de Madrid).

Au moment même où les spécialistes, réunis à Genève, s'occupaient de la prophylaxie de la fièvre jaune, il aura paru utile d'y intéresser les commerçants, les armateurs, les marins. J'ai cherché à leur montrer l'avantage de la création de médecins-inspecteurs placés au loin ; j'ai voulu les gagner à cette opinion pour qu'ils la défendent au besoin dans les conseils du Gouvernement; enfin j'ai cru bon de provoquer sur ce point une certaine agitation de l'opinion publique.

Dans ce but je profitai d'abord, à Bordeaux, du Congrès des Sociétés françaises de géographie qui avait mis à son programme l'étude de la géographie de la fièvre jaune ; plus tard de l'accueil empressé de la Société de Géographie commerciale de Nantes. Je pus ainsi développer mes idées dans deux grands ports de commerce qui sont en France les plus exposés à la fièvre jaune. J'ai eu la satisfaction de constater que l'utilité de ces questions était fort appréciée par le public intelligent de ces villes. A Bordeaux, sur la proposition de M. Cartailhac (de Toulouse), le Congrès me fit l'honneur de voter l'impression de ma communication, spécialement pour être distribuée aux Chambres de commerce et aux Conseils municipaux de toutes les villes intéressées.

J'espère avoir servi ainsi une cause que je crois de première importance.

Dr H. BOURRU.

Rochefort, 3 avril 1883.

DISTRIBUTION GÉOGRAPHIQUE

DES GRANDES ÉPIDÉMIES PESTILENTIELLES

LEURS DANGERS ACTUELS

MOYENS DE S'EN GARANTIR

CONFERENCE

FAITE A LA SOCIÉTÉ DE GÉOGRAPHIE COMMERCIALE DE NANTES

LE 28 JANVIER 1883

PAR LE DOCTEUR H. BOURRU

Professeur d'hygiène à l'Ecole de Médecine navale de Rochefort, Secrétaire général de la Société de Géographie de Rochefort, Membre de la Société de Médecine publique, Correspondant des Sociétés de Géographie commerciale de Paris et de Nantes.

MESDAMES, MESSIEURS,

En me présentant devant vous, mon premier soin doit être de remercier la Société de Géographie commerciale de Nantes, pour m'avoir si largement et si gracieusement ouvert ses portes. Vous me permettrez aussi d'adresser des remercîments personnels à votre distingué Président, mon ancien collègue au Congrès de géographie de Bordeaux, pour la courtoisie qu'il ne cesse d'avoir pour moi.

Je vous remercie d'autant plus de votre présence, Mesdames et Messieurs, que le sujet que je me propose de développer ne paraît pas absolument géographique et du tout commercial. J'espère pourtant, par des considérations presque exclusivement géographiques, vous démontrer que le commerce ne peut s'en désintéresser.

La géographie a cette bonne fortune d'utiliser toutes les aptitudes et d'entraîner des applications immédiates. C'est, en grande partie, le secret de son succès à notre époque. Vous, Messieurs, dans une grande place de commerce, vous visez de suite les applications commerciales de la géographie ; nous, médecins navigateurs, médecins géographes, nous pouvons vous être d'utiles auxiliaires en vous éclairant sur la distribution géographique des maladies, sur la salubrité des climats, ce qui n'est pas sans importance pour fonder des comptoirs, créer des établissements.

Aujourd'hui, je désire vous entretenir de ces grandes épidémies qui, de tout temps, ont passé sur le monde, comme des souffles de mort, dépeuplant de vastes contrées, détruisant des colonies entières.

Sans remonter jusqu'au début de notre ère, la plus ancienne de ces maladies populaires est la *peste d'Orient* dont la première invasion historique eut lieu au VIe siècle. Elle fut portée du Levant en Italie et dans notre pays où elle débarqua à Marseille. Le vieil historien Grégoire de Tours en a laissé une description très suffisante. Etant évêque à Clermont, il l'observa entre 540 et 550.

Pendant les siècles suivants, cette terrible maladie demeura à peu près en permanence en Europe. Nul doute qu'il n'y eut des marches en avant et des retours, des importations nouvelles du Levant, mais les détails manquent pour fixer cette histoire.

Au milieu du XIVe siècle, une contagion épouvantable a laissé dans les annales de l'Europe une marque plus profonde.

C'est la fameuse *mort noire* ou *peste noire* qui partit du Cathay en 1346. Le vieux nom géographique de Cathay ne signifie plus pour nous qu'Asie centrale. Du centre de l'Asie, au nord des grandes chaines de l'Himalaya et du Kouen-Lun, la contagion se dirige vers l'Ouest en trois courants. Le premier se déverse sur l'Inde, la Perse, la Mésopotamie, l'Arabie, l'Egypte et tout le littoral méditerranéen de l'Afrique. Le second passe au sud de la mer Caspienne, pour infecter l'Asie-Mineure et la Syrie. Le troisième courant enfin, par le nord de la mer Caspienne, gagne la Russie méridionale. Un avocat littérateur de Florence, Gabriel de Mussis, a raconté ses terribles ravages en Crimée. Il s'enfuit avec bien d'autres, et cette dispersion contribua à répandre la contagion dans toute la Méditerranée. En France, la maladie débarque à Marseille, remonte à Avignon où elle est observée et décrite par Guy de Chauliac, médecin du pape Clément VI, et où elle fait mourir la Laure qui inspirait Pétrarque, arrive à Paris où elle fait 80,000 victimes dont la plus illustre fut Jeanne de Valois qui se dévouait, dit Mézeray, pour les pestiférés. De France, le courant épidémique s'incline vers l'Est, traverse l'Allemagne, la Pologne, la Russie, décrivant ainsi, en Europe, un cercle complet. En même temps, la contagion gagnait au Nord l'Angleterre, la Scandinavie et les colonies scandinaves d'Islande et du Groënland. Celle-ci fut entièrement détruite et pour toujours, si bien qu'aujourd'hui on recherche, avec curiosité, ses ruines sur les rivages de cette *terre verte* (groën, land). Cette épidémie est la plus terrible sans doute qui ait ravagé l'Europe ; on a pu porter à vingt-cinq millions le nombre supposé de ses victimes.

Aux siècles suivants, les pestes sont restées bien fréquentes ; je n'essaierai pas de les énumérer. Il en fut ainsi jusqu'à la fin du XVIIe siècle, où cette maladie disparut presque tout d'un coup de notre Europe occidentale. Cependant, en 1720, importée de Syrie à Marseille, elle causa cette épidémie célèbre autant par sa fureur que par les dévoûments qu'elle enfanta (1).

Ce fut la dernière peste en France et l'une des dernières pour l'Occident. Désormais cette maladie demeure reléguée aux pays musulmans et à la partie méridionale de la Russie. En 1828, les armées turque et russe, en campagne sur le Danube, en furent décimées ; de 1835 à 1845, l'Egypte eut la peste à peu près en permanence, ce qui contribua beaucoup à accré-

(1) Au récit des horreurs de cette épidémie et au souvenir des anciennes pestes qu'elle avait subies, la France entière fut saisie d'effroi. Partout on trouve traces de vœux et de pèlerinages ou de mesures administratives. C'est ainsi qu'à Nantes, le maire, M. Mellier, publia la délibération suivante :

Extrait des arrêts, ordonnances, règlements et délibérations...... de la mairie de M. Mellier, t. I, pages 465 et suivantes.

De par le Roy, les Maires et Echevins de la ville et communauté de Nantes ;

Vu les ordres particuliers de Monseigneur le Maréchal d'Estrées, gouverneur de cette ville et comté, en date du 14 de ce mois, à Nous sur ce adressés, portant entre autres choses que la maladie contagieuse étant présentement déclarée à Marseille et tout commerce interdit avec cette ville et les autres villes du Royaume ; Nous devons prendre toutes les précautions nécessaires pour ne laisser entrer dans cette ville aucunes marchandises ni même les personnes venant de Marseille ou des environs sans les avoir fait purger auparavant et fait faire une petite quarantaine, afin d'être assurés qu'il ne porteront point le mauvais air dans cette Ville ; tout considéré et sur ce ouï le Procureur-sindic, Nous Maire et Echevins susdits, en vertu du pouvoir à nous attribué, faisons très-expresses inhibitions et défenses à tous capitaines, mariniers et à toutes personnes de quelque qualité qu'elles puissent être, venant de Marseille ou des environs, d'entrer dans cette ville et de monter dans cette rivière, ni d'y introduire aucunes marchandises venant de ladite ville de Marseille ou des environs sans avoir été purgées auparavant et fait, s'il y échoit, la quarantaine qui lui sera ordonnée. — Enjoignons très-expressément auxdits

diter cette opinion que le lieu de son origine était aux bouches du Nil ; mais il n'en est rien puisque, après 1845, la peste disparaît d'Egypte, comme des autres pays turcs limitrophes de la Méditerranée, et désormais, pour la trouver, il faut s'enfoncer en Asie, aux limites de la Turquie et de la Perse, en Transcaucasie, en Mésopotamie. C'est de cette région qu'en 1877 elle se met en route vers la mer Caspienne, atteint Recht et, par la voie de mer probablement, les bouches du Volga

capitaines, pilotes, mariniers et toutes autres personnes venant par mer de ladite ville de Marseille ou des environs, d'observer exactement les dispositions des articles qui suivent :

I. Ils suivront en entrant dans cette rivière le sillage des chaloupes des pilotes qui iront au-devant de leurs bâtiments et qui leur indiqueront l'endroit où ils devront mouiller à la rade de Maindin, entre les deux enseignes qui seront plantées sur la côte de ladite rade.

II. En mouillant, ils tireront deux coups de canon, afin d'avertir de leur arrivée les habitants des côtes et auront toujours aux haubans de misaine leur pavillon pour signal.

III. Ils ne laisseront sortir de leurs vaisseaux aucuns officiers, matelots, passagers ou quelque autre personne que ce soit, pour aller à terre.

IV. Ils retiendront dans leurs bâtiments les pilotes ou quelque autre personne de terre que ce soit qui aura monté dans leur bord.

V. Quand ils auront affourché, s'ils ont besoin de quelque chose, ils iront à terre de jour et non de nuit, ou y enverront un officier de leur bord, duquel ils répondront, portant au devant de leur chaloupe un pavillon et mettront au pied de l'enseigne de l'ouest la lettre qui contiendra ce qu'ils voudront avoir de terre. Il n'y aura que le capitaine ou, en son absence, l'officier qui descendra à terre vis-à-vis de ladite enseigne, pour y mettre ladite lettre, prenant garde qu'il n'y ait personne proche ledit endroit; auquel cas il attendra qu'on se soit retiré pour y aller et se rembarquera aussitôt après pour retourner directement à bord, et lendemain ou le soir du même jour, il trouvera au pied de ladite enseigne ce qu'il aura demandé, qu'il viendra chercher après qu'on lui aura fait le signal.

VI. Ils pourront et leur équipage descendre à l'Isle de Saint-Nicolas-des-Défunts, pour y prendre l'air, y établir des tentes et y coucher ; et où elle cause, au village de Vetlianka, en janvier 1879, une épidémie qui met l'Europe en émoi. Des mesures rigoureuses arrêtèrent heureusement cette progression, avant qu'elle eût atteint, non loin de Vetlianka, la ville de Sarepta, tête de ligne des chemins de fer qui n'auraient pas manqué d'emporter rapidement la contagion vers Moscou d'un côté, vers Tangarog de l'autre.

Ce recul régulier vers l'Orient, cette origine de la grande

en ce cas, ils empêcheront que personne de terre ou autres que leurs gens n'approchent de ladite isle.

VII. Dans la lettre qu'ils porteront à terre, ils marqueront exactement le jour de leur départ de Marseille et quelles sont les marchandises de leur chargement, les lieux où ils auront séjourné depuis leur départ et les rencontres des vaisseaux qu'ils auront faites ; si, lors de leur départ, la maladie régnait dans les païs d'où ils sont sortis, le nombre des malades qu'ils ont à bord, combien il leur en est mort et le tems du décès du dernier.

VIII. Allant à l'enseigne ou à l'Isle de Saint-Nicolas, ils arriveront sous le vent des chaloupes ou autres bâtiments qu'ils pourront rencontrer.

IX. Il leur est fait très-expresses défenses de décharger ni ballots ni marchandises qu'après qu'il en aura été ordonné ; ni d'avoir aucun commerce avec qui que ce soit de terre, ni avec aucuns navires, barques ou chaloupes qui pourront être dans la rade, et n'iront ailleurs qu'à la dite Isle de Saint-Nicolas et à l'enseigne, en cas de nécessité.

X. Si, par malheur, les navires qui arriveront dans ladite rade font eau et qu'ils ne puissent l'affranchir avec les pompes et qu'ils manquassent d'ancres ou de câbles, en ce cas, ils iront échouer sur les vases ou près de Corsept, le plus haut qu'ils pourront, et ne descendront point à terre, mais attendront qu'on leur vienne parler de loin.

XI. Ordonnons aux pilotes-lamaneurs d'aller avec leurs chaloupes le plus loin en mer qu'ils pourront, au devant des navires qu'ils estimeront vouloir entrer dans cette rivière ; et s'étant informés au vent d'eux, à la portée de la voix, d'où ils viennent ; s'ils apprennent qu'ils sont déplacés de Marseille ou autres lieux suspects, ils leur jetteront à bord une copie de la présente ordonnance et ensuite ils iront devant lesdits navires avec leurs chaloupes peste du XIVe siècle venue du Cathay, les foyers pestilentiels observés de nos jours sur les pentes mêmes de l'Himalaya, à Kumaon, Rohilcund, Simla sur le Satlédje, de cet autre foyer du Yun-Nam chinois et de la Birmanie révélé, en 1880, à la Société de Géographie de Paris, par M. Rocher, employé français des douanes chinoises; toutes ces circonstances rapprochées les unes des autres démontrent que le berceau de la peste est bien au cœur de l'Asie.

Mais après avoir, des siècles durant, débordé sur tout le monde

et les piloteront jusques dans la rade de Maindin, où ils les avertiront de mouiller entre les deux enseignes désignées ci-dessus ; et en cas que quelqu'un desdits pilotes entre par nécessité à bord des dits navires, il y restera jusqu'à nouvel ordre.

XII. Et sera la présente ordonnance exécutée, nonobstant oppositions ou autres empêchements quelconques, à peine contre lesdits capitaines, pilotes, mariniers et toutes autres personnes d'être réputées désobéissants aux ordres du Roy et de trois mille livres d'amende pour chacun d'eux qui sera encouruë par chaque contravention et payable par corps ; de laquelle amende et de tous événements, dépens et dommages et intérêts, lesdits capitaines répondront personnellement pour le fait de leurs équipages.

XIII. Et pour assurer l'exécution de notre dite ordonnance, nous prions et requérons MM. les commandans, capitaines, garde-côtes, lieutenans, majors, ayde-majors, seigneurs des paroisses voisines de l'embouchure de cette rivière et de la rade de Maindin, commissaires, officiers de justice et tous autres qu'il appartiendra, soit conjointement, ou les uns en absence des autres, selon l'exigence des cas, de tenir la main à ce qu'il ne soit contrevenu à la présente ordonnance, qui sera lue et publiée à l'issuë des grandes messes des paroisses et affichée dans les lieux accoutumés, et les publications certifiées par les sieurs recteurs desdites paroisses à ce qu'aucun n'en ignore.

Fait et arrêté au Bureau commun de ladite ville.

A Nantes, le vingt-unième août mil sept cent-vingt. Signé : Mellier, maire, Pierre le Prieur, Charles Gellée, N. Bouhier, Préau, greffier.

connu, pourquoi, depuis deux cents ans, la peste a-t-elle abandonné les pays d'Occident ? Pourquoi, depuis quarante ans, demeure-t-elle enfermée en ces régions reculées ? Je me bornerai à vous citer deux faits, vous laissant le soin, Messieurs, d'en tirer des rapprochements.

En 1683, fut rendu le premier décret réglant le service sanitaire aux frontières de France. Il fallait que l'unité politique et administrative du royaume eût été faite par les grands ministres de Louis XIII et de Louis XIV. Jusque-là le principe de l'isolement, l'utilité de la séquestration, bien connus, ne pouvaient être appliqués qu'aux villes ou aux provinces, application fatalement inutile.

En 1847, fut institué le service sanitaire des ports du Levant. Je trouve saisissants ces rapprochements de date.

Au moment où la peste allait abandonner l'Europe, un autre fléau non moins terrible prenait son essor encore du fond de l'Asie. C'est dans la nuit du 19 août 1817 que fut observé le premier cas authentique de *choléra indien*, à Jessore, ville située sur l'une des bouches du Gange. De Jessore, les fuyards emportèrent la contagion à Calcutta, dans tout le Bengale, le Deccan, envahis en moins de trois mois. Deux courants se dessinèrent dans l'Inde, l'un longeant la côte du Coromandel jusqu'au cap Comorin, l'autre traversant de l'est à l'ouest, vers Bombay qui fut atteinte après un an. En trois mois, toute l'Inde était envahie jusqu'aux altitudes de 2,000 mètres, sur les flancs des Ghattes et de l'Himalaya. Ce respect des altitudes s'est observé partout, notamment en Auvergne et en Suisse qui ne fut jamais touchée que dans quelques points les plus excentriques (1).

(1) Il est curieux de suivre la marche de l'épidémie de 1854 qui attaque la Suisse de tous les côtés, et s'arrête aux premières pentes escarpées, à Genève, Zurich, Bâle, Lugano.

En même temps, débordant des frontières de l'Inde, le choléra gagne l'île de Ceylan ; traversant le golfe, il frappe les deux rives du détroit de Malacca, Penang et Sumatra ; porté par la navigation vers Java, Bornéo, les Philippines, les Célèbes et les Moluques jusqu'à Amboine ; dans une autre direction, à Siam, en Cochinchine, au Tong-King, il s'installe à Amoï et, de ce port, se répand au sud comme au nord de la Chine, à Makao, Canton, Nangkin, Pékin, pénètre dans l'intérieur du pays et, avec les caravanes, va se perdre dans les profondeurs de la Sibérie, vers le lac Baïkal et au-delà. Voilà tout l'Orient envahi, du moins partout où des relations commerciales, par terre ou par mer, ont pu servir au transport de la contagion.

A la même époque, la *Topaze* l'emporte de Calcutta à l'île Maurice ; de Maurice, elle passe à Bourbon, à Madagascar, à la côte voisine d'Afrique.

Mais, de tout ce débordement, la direction la plus intéressante pour nous, c'est la direction vers l'Ouest. De Bombay, la navigation porte le choléra au golfe Persique ; il débarque en Arabie par le port de Mascate et l'île de Barheïm, en Mésopotamie par Bassorah d'où il remonte le Chat-el-Arab, puis le Tigre et l'Euphrate, gagnant au Nord la Transcaucasie, la Syrie à l'Ouest ; en Perse, par Bender-Abouschir, remonte à Schiraz, Ispahan, Tauris et Bakou à l'embouchure du Kour. A Bakou, la flottille russe est atteinte et ses malades transmettent le mal à l'hôpital de la marine d'Astrakan, le 22 septembre 1823. Voilà l'Europe effleurée, mais effleurée seulement, car, pour cette fois, le choléra s'arrêta aux côtes de la Méditerranée, de la mer Noire et de la mer Caspienne.

Cette première invasion avait duré cinq ans et couvert toute l'Asie et la Malaisie, d'Amboine à Damas et Antioche, de l'île Maurice à Astrakan.

En 1826, réveil d'épidémie qui, cette fois, se répand hors de l'Inde, par la voie de terre, vers le Nord-Ouest ! Après avoir franchi la frontière de l'Afghanistan et frappé Kaboul, elle se divise en deux courants, le premier remonte droit au Nord, traverse la Tartarie, par Balk et Bokhara, et vient mourir à Orenbourg sur l'Oural.

Le deuxième courant pénètre en Perse par Meschced et se subdivise en deux directions : l'une traverse la Perse, la Turquie d'Asie, est portée à la Mecque par les pèlerins, franchit l'isthme de Suez et, d'une part, remontant le Nil, va se perdre dans les profondeurs inconnues de l'Afrique, d'autre part court le long de la côte jusqu'à l'Algérie et au Maroc. L'autre direction, en Perse, atteint Téhéran et la Caspienne à Recht, suit le littoral par Astara, Salian, Bakou, jusqu'à Astrakan et même Gourieh aux bouches de l'Oural. Cette fois l'invasion ne s'arrête pas sur le Volga ; d'étape en étape sont frappées Sarepta, Saratov, Simbirsk, Kazan, Nijni-Novgorod. La courte distance qui sépare le Volga du Don est franchie et tout ce grand fleuve envahi jusqu'à son embouchure. Le port de Taganrog livrait la navigation de la mer d'Azov et de la mer Noire ; aussi bientôt Odessa est envahi et toutes les côtes voisines. L'hiver de 1830 arrêta l'invasion cholérique à Vologda au Nord, Kiew à l'Ouest, le cours du Pruth au Sud. Au printemps recommence sa marche en avant : au Nord, jusqu'à Arkangel, Saint-Pétersbourg et toute la Finlande ; au Sud, vers le Danube, remonte jusqu'à Vienne, Constantinople et l'Asie Mineure ; à l'Ouest, l'armée russe en campagne contre les Polonais franchit le Bug et, avec elle, le choléra s'empare de Lublin, de Varsovie. Par la Vistule, il gagne et envahit le littoral de la Baltique, vers la Russie comme vers l'Allemagne. Enfin, dans cette dernière direction vers l'Occident, il s'arrête à une ligne géographique tracée de Vienne à l'embouchure de l'Elbe. On put croire que l'Europe occidentale serait préservée ; c'était compter sans la navigation de la Baltique, qui, de la Russie, allait infecter Stockholm, Calscrona, Copenhague, Dantzig et les Iles Britanniques par le port de Sunderland.

Ces îles deviennent un centre de rayonnement. La France est atteinte, par Calais, le 15 mars 1832, Paris dix jours après et bientôt cinquante-deux départements. D'Angleterre encore, des renforts militaires, envoyés à don Pedro, introduisirent le choléra à Porto (1833), et de Porto il se répand sur toute la péninsule hispano-portugaise ; de la Catalogne il passe en Provence, de Provence en Italie par les Alpes Cottiennes et simultanément par la route de la Corniche. Toute l'Italie est envahie jusqu'à la Sicile et même Malte. De Marseille il est porté en Algérie où il se mêle au courant qui avait suivi la côte d'Afrique. Enfin de l'Islande, des émigrants vont infecter Québec (8 juin 1832) et, par Québec, tout le Canada, les Etats-Unis, le Mexique, les Grandes Antilles. Panama fut la limite extrême de cette invasion qui avait mis cinq ans pour aller de l'Inde à la mer Caraïbe.

En 1841 est signalé, dans l'Inde, un troisième choléra qui marche vers l'Ouest simultanément par le golfe Persique, comme le premier et par l'Afghanistan, comme le deuxième. De là, il suit exactement le même trajet, entre en Europe par Astrakan, en Angleterre par la côte orientale (Hull), en France par le Pas-de-Calais (Dunkerque, 1848), en Amérique par le rivage de l'Atlantique (New-York). Quelques circonstances nouvelles sont pourtant à signaler : dans la Méditerranée, la navigation le porte d'Alexandrie à Malte et à Céphalonie ; dans le Maroc, il tend à s'enfoncer au Sud avec les caravanes ; au Nouveau-Monde, s'il s'arrête encore à l'isthme, du moins il s'étend à la côte du Pacifique, en Californie, atteignant ainsi les dernières limites possibles vers l'Occident. Enfin, l'épidémie semblait tout à fait terminée quand, en 1851, elle se réveille au cœur de l'Europe, en Silésie et en Moravie autrichienne ; on dut craindre que le choléra fût une maladie définitivement acclimatée en Europe. De ce foyer nouveau, elle se jette à droite et à gauche, suivant vers l'Est les chemins déjà parcourus, mais justement en sens contraire, jusqu'à traverser la mer Caspienne d'Astrakan à Asterabad et se répandre dans le Mazanderan persan ; vers l'Ouest, reprenant les directions ordinaires, mais traversant cette fois toute l'Allemagne et la Belgique pour entrer en France par l'Aisne. En 1854, toute l'Europe était envahie. C'est alors que les renforts, envoyés de France à l'armée de Crimée, sèment le choléra sur leur route, à Messine, au Pirée, à Gallipoli, Constantinople, Varna et la Crimée. En même temps, et comme dans les invasions précédentes, l'Amérique du Nord est envahie, puis les Antilles et enfin, pour la première fois, les rivages de l'Amérique du Sud jusqu'à la Plata. Pour la première fois aussi, il y eut un retour du Nouveau-Monde à notre vieille Europe, de la Havane à Vigo.

Vous le voyez, Messieurs, cette invasion présente un échange plus complet, une marche en tous sens qu'on n'avait pas encore vus et qui montrent nettement que tous ces transports sont le fait des relations commerciales et suivent leur direction.

Au mois d'avril 1865, le pèlerinage annuel réunissait à la Mecque la foule ordinaire des musulmans de tous pays. Des navires amenèrent, de Java, des pèlerins infectés de choléra. Dans cette grande masse de gens entassés, livrés à l'incurie la plus dégoûtante, l'épidémie se répandit comme une traînée de feu, et, les cérémonies finiés, il suivit les pèlerins dans leur dispersion en tout sens. Autrefois, le retour du pèlerinage se faisait en caravanes, au travers du désert, excellent moyen de purification par la lenteur du voyage, l'exposition au grand air de jour et de nuit, et la sélection que faisait la mort le long du chemin. Vers 1865, des entreprises de transports par bateaux à vapeur, sans souci des préceptes du Coran, se sont mis à transporter plus rapidement les pèlerins entassés dans un état de saleté impossible à concevoir quand on ne l'a pas vu. Est-il donc surprenant que ces navires aient porté la contagion à Suez, d'où elle s'étendit sur l'Egypte et notamment à

Alexandrie ? De cette ville, en relations quotidiennes avec toute la Méditerranée par des paquebots rapides, les fuyards l'emportent à Jaffa, Beyrouth, Chypre, Rhodes, Smyrne, Salonique, Constantinople, les îles Ioniennes, Ancône, Malte, Marseille (23 juillet 1865), Valence, l'Angleterre elle-même. Chacun de ces points, à son tour, devient un foyer rayonnant : Constantinople vers la mer Noire, le Danube et Odessa et, par là, vers l'Autriche, l'Allemagne, la Russie ; Marseille vers Toulon, Arles, Avignon, Paris (22 septembre 1865), et ainsi des autres. L'Europe est donc envahie cette fois du Sud au Nord et non plus de l'Est à l'Ouest. De Marseille encore, la contagion est portée en Algérie et pénètre au Maroc, en Kabylie ; avec les caravanes, traverse le désert pour la première fois, et vient, en 1868, désoler nos comptoirs du Sénégal. En même temps, la navigation le portait au-delà de l'Atlantique, de Bordeaux à la Guadeloupe, de Liverpool à Saint-Thomas, de Hambourg à Halifax et New-York. Les deux Amériques sont envahies.

Si nous comparons ces invasions, nous voyons la première mettre cinq ans pour atteindre la frontière d'Europe, qu'elle ne dépasse pas ; la deuxième atteindre en trois ans l'isthme de Panama ; la troisième, l'Océan Pacifique à l'Ouest, la Patagonie au Sud, avec la vitesse prodigieuse de 50 kilomètres par jour, qui, en neuf mois, la porte de Java en Amérique. C'est la mesure des perfectionnements apportés, pendant ces trente années, dans la rapidité des communications sur terre et sur mer, et surtout de la navigation à la vapeur substituée à la navigation à voiles.

Enfin j'aurai fini avec le choléra, si je vous rappelle que des réveils eurent lieu, quatre années de suite, à Kiew, et qu'en 1872 il en résulta encore, en Europe, une épidémie qui se répandit, mais resta bien loin derrière les précédentes, en intensité et en diffusion. Si je la rappelle, c'est pour faire remarquer l'influence des villes de pèlerinages, de foires, en un mot de toute agglomération passagère : dans l'Inde, Djaggernah ;

Mesched en Perse; Kerbellah en Turquie d'Asie ; la Mecque en Arabie ; Nijni-Novgorod et Kiew en Russie, toutes célèbres pour leurs épidémies, grandes, fréquentes et rayonnantes.

Depuis 1849 le choléra n'est plus venu par terre ; en 1847 avait été institué le service sanitaire international du Levant. Depuis 1865 il n'a plus été importé ; c'est en 1866 que fut tenue la conférence de Constantinople, et le service sanitaire étendu sur la mer Rouge jusqu'à Djeddah, le port de la Mecque. Et pourtant le choléra a régné au pèlerinage en 1872, 1877, 1881, 1882, mais il n'a pas atteint Suez. Encore un coup, ce sont là des coïncidences saisissantes. Pour chasser la peste de France, il avait fallu que *l'unité nationale* fût faite ; pour la chasser d'Europe et pour arrêter le choléra, il a fallu réaliser *l'union internationale.*

A s'en tenir aux pérégrinations que nous venons de suivre, il semblerait que les grandes pestes marchent toujours dans le même sens, suivant d'une façon frappante la séculaire invasion de notre race, de l'Asie centrale vers l'Occident, à travers les continents et les mers. Mais voici venir, d'un autre hémisphère, une autre peste. Aussitôt après la découverte du Nouveau-Monde, elle apparaît dans l'histoire ; toutefois, pendant deux siècles, elle demeure confinée aux Antilles et sur le littoral du grand golfe américain, depuis le Darien jusqu'au Texas. En 1683 seulement, la fièvre jaune déborde de ces régions pour faire, à Pernambuco (Brésil), sa première incursion. Celle-ci reste unique alors dans cette direction ; la fièvre jaune se répand de plus en plus, mais d'abord vers le Nord. En 1693, l'escadre Wheler la porte à Boston, l'un des ports les plus éloignés de l'Amérique du Nord ; bientôt les importations se répétèrent à New-York, Philadelphie, Charlestown et enfin à la Nouvelle-Orléans en 1698, bien tardivement, eu égard à la position de ce port tout à côté des grandes Antilles, dans le golfe même.

Presque aussitôt la fièvre jaune traverse l'Atlantique et, pour la première fois, en 1705 (1), débarque à Cadix. Cadix, juste en face la côte américaine, Cadix, en relations de chaque jour avec l'Amérique espagnole ! Nous ne pouvons citer toutes les épidémies d'Europe et de l'Amérique du Nord, pendant tout le XVIIIe siècle. Ce qu'il faut remarquer, c'est que la maladie ne s'étend pas sur les continents, en larges courants, comme le choléra et la peste. Ce ne sont que des taches isolées les unes des autres, et toutes sur le littoral de la mer ou des grands fleuves. Tout cela dure cent ans environ.

En 1791, nouvelle grande expansion ! cette fois la tache épidémique suit, sans discontinuité, les rivages des mers et des fleuves, du Mississipi à la Floride, de la Floride à la Nouvelle-Ecosse ; le Saint-Laurent est remonté à Québec, Montréal et jusqu'aux rives des grands lacs ; le Mississipi jusqu'à New-Design (1797), à 200 lieues de la mer. En Espagne, mêmes traînées épidémiques de Cadix à Barcelone par Gibraltar, Malaga, Carthagène, Valence, Tortose, et le Guadalquivir remonté jusqu'à Cordoue, l'Ebre au-delà de Mequinenza. La côte nord d'Espagne est touchée au port du Passage (1823), l'Italie elle-même à Livourne (1804), la France menacée à Brest par l'escadre Villaret-Joyeuse (1802). En 1778, la fièvre jaune avait apparu à la Sénégambie ; depuis ce moment, elle revient de temps à autre aux Canaries, à Saint-Louis, Gorée, la Gambie, Sierra-Leone, Boulam, la Côte d'Or, le Congo, Loanda et jusqu'à l'île de l'Ascension (1823). En résumé, toute l'Atlantique nord est atteinte jusqu'à 45° lat., pendant que l'autre hémisphère et notamment toute l'Amérique méri-

(1) Je sais qu'on a cité des importations antérieures, qui ne me paraissent rien moins que certaines. Pour l'épidémie de 1694, à Rochefort, notamment, je crois avoir démontré que ce n'était pas la fièvre jaune. (*Des épidémies qui régnèrent à Rochefort, en* 1694. Paris, O. Doin. — 1882.)

dionale demeure presque invulnérable. En 1849 seulement, des Antilles, la fièvre jaune descend à Bahia qui devient aussitôt un centre rayonnant au Nord vers Pernambuco, le Para et le fleuve des Amazones remonté plusieurs centaines de lieues, les Guyanes et jusqu'aux Antilles ; au Sud, vers Sainte-Catherine, Rio-de-Janeiro et la Plata. De Rio-de-Janeiro, elle est transportée à Lisbonne (1850) et, fait plus curieux, un navire doublant, le cap Horn, avec ses émigrants débarque la fièvre jaune à Lima.

En 1869, ce fut une invasion analogue, mais cette fois portée directement à Rio-de-Janeiro ; toute la côte fut envahie de même et le Paraguay jusqu'à l'Ascension dont l'armée brésilienne faisait le siège.

Sur la côte d'Afrique, pendant la même période, les épidémies deviennent de plus en plus nombreuses ; en 1878 enfin, le Sénégal à son tour est remonté par la fièvre jaune jusqu'à Bakel, à 300 kilomètres de la mer.

C'est encore (1878-1880) l'époque si terrible pour les Etats de l'Amérique du Nord, riverains du golfe du Mexique, Texas, Louisiane, Alabama, Floride et tout le bassin du Mississipi et de ses affluents jusqu'à Louisville sur l'Ohio, Saint-Louis sur le Missouri.

L'expansion épidémique est à son apogée : sur la côte occidentale d'Afrique ; sur les deux versants d'Amérique, jusqu'au 35e parallèle sud ; dans l'intérieur des trois grands continents, par le lit des grands fleuves. Pendant ce temps, la côte atlantique de l'Amérique du Nord, la côte opposée de l'Europe, assiégées d'importations incessantes, se préservent presque absolument. A peine si, dans ces cinquante dernières années, se montrent quelques foyers épidémiques isolés et limités : Lisbonne (1857), Saint-Nazaire (1861), Barcelone (1870), Charlestown (1852), Savannah (1876).

En résumé, les incursions de la fièvre jaune peuvent se diviser en trois époques : 1re *époque*, 1492 à 1683. —

Les épidémies ne sortent pas du golfe américain et des Antilles.

2e *époque*, 1683 à 1830 environ. — La fièvre jaune se répand hors du golfe ; les rivages de l'Atlantique nord sont envahis et ses fleuves remontés.

3e *époque*, 1830 à 1880. — L'expansion continue, dirigée maintenant vers le Sud, pendant que les pays septentrionaux, menacés de plus en plus, se préservent.

N'y a-t-il pas là tout un enseignement ?

Comparons actuellement l'aire géographique des trois maladies pestilentielles exotiques. La peste, du VIe au XIVe siècle, envahit tout le monde connu ; mais plus tard, elle n'a pas passé en Amérique. Etendue du Yun-Nam chinois au Groënland et du cercle polaire au tropique nord, elle affectionne les climats tempérés et froids et redoute la chaleur.

La fièvre jaune envahit tout le bassin de l'Atlantique, de 45° lat. N. à 35° lat. S., se répandant exclusivement sur les rivages de la mer et des fleuves ; aussi, rarement a-t-elle franchi l'isthme de Panama. Les limites extrêmes en longitude ont été Livourne et la côte occidentale du Mexique. Elle a une prédilection certaine pour les climats chauds.

Le choléra n'a pas de limites, il suit partout les relations des hommes. Du cercle polaire nord au 35e degré de latitude sud, en longitude il a atteint les dernières limites des continents, de la Chine à la Californie.

De cette étude comparative doit ressortir un enseignement. Les maladies pestilentielles d'Asie, peste et choléra, diffusibles par la voie de terre et la voie de mer, plus subtiles dans leur transmission, nous en sommes débarrassés, après les désolations et les horreurs des épidémies historiques qu'elles ont causées. Elles nous menacent sans cesse ; reléguées en Asie, elles heurtent à chaque instant aux portes de l'Europe, le choléra en 1872, 1877, 1881, 1882 ; la peste en 1879. Les mesures sanitaires nationales avaient chassé la peste de l'Europe occidentale; pour la repousser complètement en Asie, pour y retenir le choléra indien, il a fallu des mesures sanitaires internationales. De ce côté, nous vivons en sûreté, parce qu'au Levant sont échelonnées, des bouches du Danube à Tripoli, de Suez à Djeddah, des sentinelles qui veillent pour nous. Ici tout est fait ou peu s'en faut !

De l'autre côté et contre cette autre peste qui vient d'Amérique, que faisons-nous ? Nous en sommes pour elle aux mesures de Louis XIV contre la peste d'Asie ; nous nous contentons de garder notre frontière. Pourquoi cette différence ? C'est que le danger est ignoré ou méconnu, c'est que nous n'avons pas ici la cruelle expérience du passé.

Mais, objecte-t-on, si la fièvre jaune n'a jamais pu se développer en France, c'est justement la preuve que nous sommes suffisamment protégés. Sécurité téméraire, Messieurs ! N'avons-nous pas vu, à mesure que changeaient les grandes communications dans le monde, changer avec elles le parcours, la marche des épidémies, de plus en plus étendues, de plus en plus rapides ? N'en sera-t-il pas de même pour la fièvre jaune ? La navigation, qui seule la transmet, devient de plus en plus rapide, — quelques jours séparent à peine les deux mondes ; — les navires, les marchandises, les passagers sont de plus en plus nombreux ; aussi les importations de maladies sont-elles de plus en plus fréquentes. En 1881 seulement, les ports du Hâvre et de Dunkerque ont reçu la fièvre jaune ; au lazaret de Saint-Nazaire elle fut arrêtée ; au lazaret de la Gironde, pour la première fois, la fièvre jaune a pris pied et fait des victimes.

Vous voyez bien, objectera-t-on encore, ces exemples mêmes sont concluants ; nous ne sommes pas sous le ciel chaud de l'Espagne, notre climat ne permet pas le développement de la fièvre jaune. Messieurs, on oublie ici l'épidémie de Saint-Nazaire qui, toute restreinte qu'elle fut, fit encore trop de victimes. Et les épidémies de Halifax, Québec, ne sont-elles pas pour nous faire réfléchir? Halifax est sous le même parallèle que Bordeaux, Québec sous celui de Nantes. Ici, du reste, c'est le climat plutôt que la situation géographique qui est décisif. Eh bien! les isothermes d'Halifax, de Québec, viennent passer par Edimbourg et Stockolm. Nos rivages plus tempérés sont-ils donc sûrs d'être épargnés toujours? Ceux de la péninsule hispano-portugaise ont été désolés; sont-ils si loin des nôtres? Santander et le Passage touchent Bayonne et Bordeaux; Barcelone, Cette et Marseille.

Enfin, dernière objection : notre service sanitaire, aujourd'hui bien organisé, veille chez nous; il a suffi jusqu'ici, il suffira encore. Messieurs, je sais à quelles mains est confié notre service sanitaire, je connais la compétence, le zèle de ses fonctionnaires, je sais que les directeurs de la santé de la Loire et de la Gironde ont épargné des épidémies certaines sans eux, mais je crois savoir aussi qu'ils partagent mes appréhensions; ils ne sont pas suffisamment renseignés. Ils connaissent l'état sanitaire du navire, ses malades, ses morts de la traversée. C'est beaucoup, ce n'est pas assez. La fièvre jaune a cette particularité qu'elle s'enferme dans les espaces clos, une malle, une cabine inhabitée, la cale d'un navire surtout. On ouvre la cabine, la cale, et la fièvre jaune s'échappe; c'est une partie de l'atmosphère empoisonnée du lieu de départ qui avait été enfermée. Il peut se faire que ce navire n'ait eu dans sa traversée ni malades, ni morts. Quel péril, d'autant plus grave qu'il est dissimulé! Pour le conjurer, il n'est qu'un moyen : être exactement prévenu des moindres circonstances sanitaires du port de départ. C'est en ce point que le service est en défaut. Le témoignage officiel de cet état sanitaire, qu'il faut connaître à tout prix, la *patente de santé*, est délivré par un fonctionnaire de l'ordre administratif sans responsabilité, car il est sans compétence. Comment un consul jugerait-il de la nature, de l'épidémicité, de la transmissibilité d'une maladie ? C'est une tâche trop délicate à laquelle ne suffirait même pas un médecin quelconque, pour laquelle il faut un médecin qui ait fait une étude approfondie de l'épidémiologie et de l'hygiène publique. A côté des consuls, placez donc des médecins spécialistes. Echelonnés dans les ports d'Amérique et d'Afrique, communiquant entre eux et avec l'Europe par le réseau des câbles télégraphiques, ils seront prévenus au moindre soupçon et préviendront eux-mêmes. Pour le choléra, le succès est saisissant ; pour la fièvre jaune il sera plus complet encore, car ici nos avant-gardes ne seront plus seulement sur le passage de l'ennemi, mais dans la place elle-même.

En Europe, les officiers sanitaires, exactement prévenus, rendront leurs décisions avec certitude. Moins de précautions, moins de quarantaines, moins de gêne et de retards dans les relations ; en même temps, plus de sécurité ; tel serait le résultat certain de ces perfectionnements, résultat qui ne peut être indifférent au commerce !

Messieurs, il ne faut pas tarder, car chaque jour approche le péril. C'est l'avenir des ports de France qu'il faut sauvegarder, et à ceux-là mêmes qui resteraient incrédules à ce danger de nos ports, je dirais : songez à nos colonies de l'Atlantique, terres françaises comme nos départements, et que nous pouvons délivrer de cette désolation périodique. Songez encore à nos compatriotes qui émigrent à l'étranger. A cette heure, un vent généreux pousse vers l'émigration les esprits éclairés. Répandons-nous sur le monde, disent-ils, et nous répandrons les produits, la langue, l'influence de la patrie. J'applaudis à ces sentiments que je partage, mais encore devons-nous, à celui qui s'exile, assurer la sécurité pour sa vie.

Aux allures envahissantes de la fièvre jaune, ne voyez-vous pas qu'elle va conquérir toute la zone torride et chaude ? L'Amérique du Sud est son domaine au couchant comme au levant ; elle est pénétrée profondément à la faveur de ses grands fleuves ; l'Afrique bientôt y passera tout entière. Le seul fleuve africain qui soit connu et occupé, le Sénégal, est maintenant un chemin fréquenté par la fièvre jaune. Vous voulez conquérir le Niger et le Congo, gardez-vous du fléau qui y rendra tout établissement impossible. Le cap de Bonne-Espérance sera doublé plus facilement que le cap Horn, et la mer des Indes envahie. De l'autre côté, la barrière de Panama va s'ouvrir pour laisser passer vos navires, et leurs flancs s'empliront au golfe du Mexique de l'air empoisonné qu'ils répandront au golfe du Bengale, rapportant en retour l'infection cholérique du golfe du Bengale au golfe du Mexique. L'Océanie, jusqu'ici épargnée grâce à sa situation hors des grandes voies de navigation, les recevra l'une et l'autre. Prévenez ces désastres, placez au canal de Panama la garde sanitaire que vous avez mise au canal de Suez. C'est le complément indispensable de ces grandes entreprises, belles et fécondes entre toutes, ouverture des barrières naturelles qui séparaient les océans, lignes rapides sur terre et sur mer, œuvres de civilisation et de richesse qui deviendraient des œuvres de mort.

Deux grandes causes ont toujours existé pour la diffusion de ces épidémies : la guerre et le commerce. De nos jours, les guerres sont moins à redouter ; le commerce, au contraire, chaque jour devient plus menaçant. Le commerce, œuvre patriotique, civilisatrice, humanitaire s'il en fut ; échange des produits du sol et de l'industrie qui fait la fortune nationale et permet cet autre échange des notions du bien et du beau qui constituent la civilisation, échange qui élève les nations barbares et maintient les nations civilisées, échange sans lequel tout demeure incomplet ! Tous, à ce titre, nous sommes commerçants, et nos ardents explorateurs, comme vous le disait une voix éloquente qui, j'en suis sûr, vous est chère, nos ardents explorateurs, les Crevaux, Garnier, Savorgnan de Brazza, en sacrifiant ou risquant leur vie, n'ont pas seulement l'espoir de voir éclairer quelques-uns de ces problèmes que tant de siècles n'ont pu résoudre, ils sont animés encore du désir d'ouvrir à notre production les marchés de contrées immenses, et de faire revivre ce magnifique empire colonial qu'il serait aujourd'hui possible de reconstituer à si peu de frais (1).

Je ne sais, Messieurs, quelles sont vos doctrines économiques. Désirez-vous le libre-échange de vos marchandises ? Peu m'importe ici. Mais le libre-échange de ces idées généreuses de la civilisation, vous le réclamez tous. Accepterez-vous aussi le libre-échange de ces grandes calamités que nous avons suivies au travers du monde ? Non, sans doute, et vous voudrez assurer la protection de nos ports, de nos colonies, de nos compatriotes émigrants, de toute l'humanité. Je suis venu vous demander votre alliance dans cette guerre que la science moderne soutient contre les grandes pandémies, permettez-moi d'espérer que je vous aurai convaincus.

---

(1) *De l'importance de l'économie politique.* Discours de M. Louis Linyer, président de la Société académique et de la Société de Géographie commerciale de Nantes. — Nantes, 1882.

Imp. de Mme ve Camille Mellinet, pl. Pilori, 5. L. Mellinet et Cie, sucrs

www.ingramcontent.com/pod-product-compliance
Ingram Content Group UK Ltd.
Pitfield, Milton Keynes, MK11 3LW, UK
UKHW020406250726
13967UKWH00006B/2501

9 782013 042574